PUBLICATIONS DU *PROGRÈS MÉDICAL*

HÔPITAL DES ANGLAIS (LIÉGE). — Dᵣ COLLARD.

DU TRAITEMENT

DE LA

FIÈVRE TYPHOÏDE

PAR LE

SALICYLATE DE SOUDE A DOSES ACCUMULÉES

PAR

Le Dᵣ L. BECO

MÉDECIN-ADJOINT

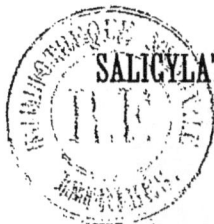

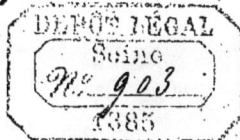

PARIS

AUX BUREAUX DU
PROGRÈS MÉDICAL
14, rue des Carmes, 14

A. DELAHAYE & E. LECROSNIER
ÉDITEURS
Place de l'École-de-Médecine

1885

Tc 48
104

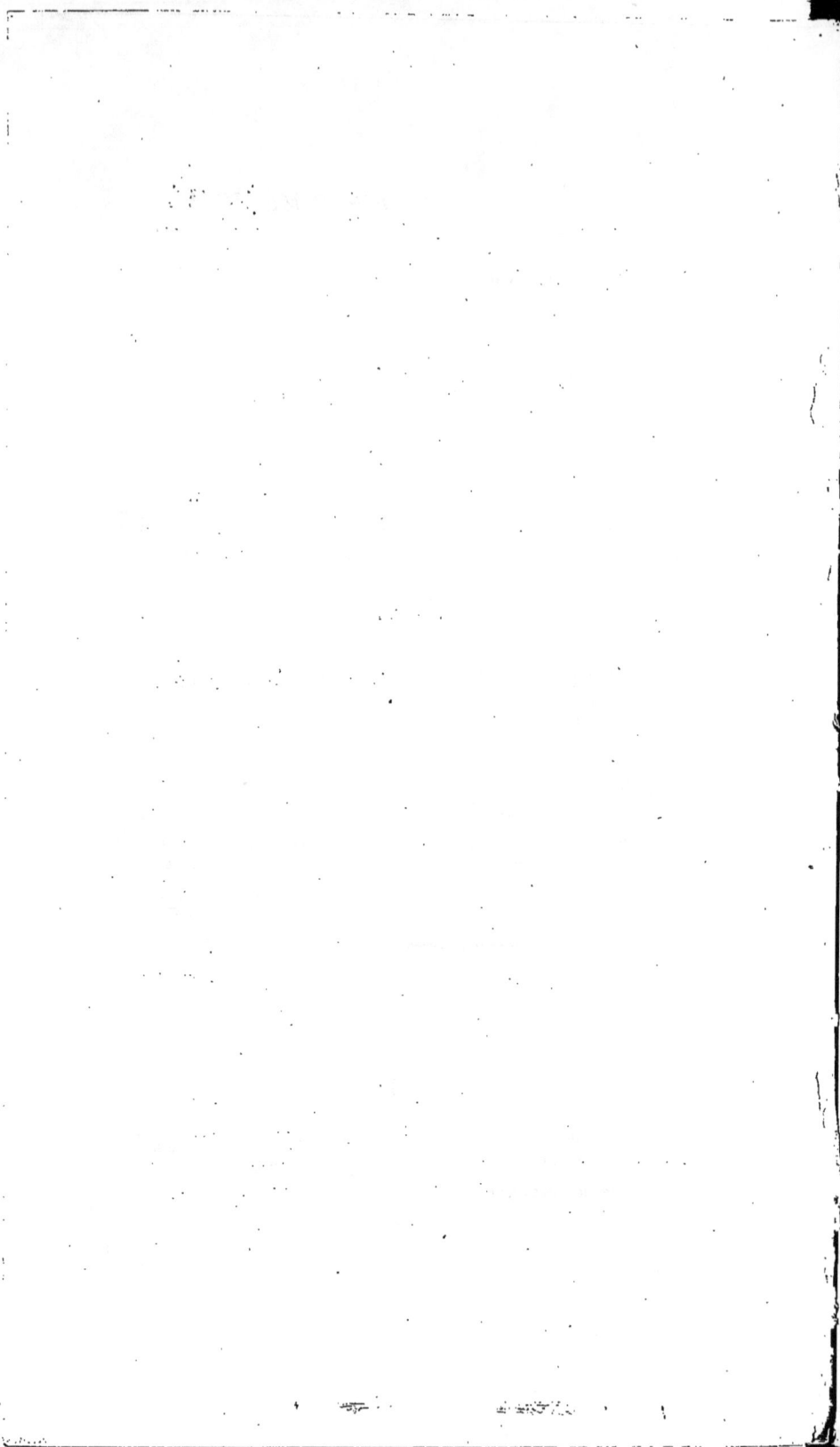

DU TRAITEMENT

DE

LA FIÈVRE TYPHOÏDE

PAR LE

SALICYLATE DE SOUDE A DOSES ACCUMULÉES

Pendant la plus grande partie de l'épidémie de fièvre typhoïde qui a frappé notre ville, c'est presque exclusivement au traitement par le *sulfate de quinine* que nous avons eu recours. C'est le traitement le plus généralement suivi à Liège, et c'est surtout avec lui que nous mettrons en parallèle la médication adoptée par notre maître expérimenté M. Collard.

L'une et l'autre méthodes se composent du médicament antithermique, de vin pur, d'eau vineuse, de bouillon et de lait. Nous n'en excluons pas, naturellement, les moyens généraux propres à combattre les complications, et quelques moyens adjuvants, tels que lavages, application de glace, etc. Le *sulfate de quinine* est donné le soir, vers 6 heures, à la *dose* de 1 à 2 gram.,

en une ou deux prises, dans le but d'accentuer la rémission matinale que présente ordinairement la fièvre
dans le typhus abdominal. Grâce à ce traitement, la
chute est ordinairement de 1 degré, souvent de 1 1/2,
parfois de plus encore. Fréquemment aussi le médicament est infidèle, et il n'est pas rare qu'il soit mal sup-
porté. Ces faits sont connus; nous n'insisterons pas.

Le but de cette méthode, disons-nous, est de produire
une forte rémission matinale de la température, pour
laisser le malade reprendre des forces pendant la première moitié de la journée. Contre l'exacerbation vespérale, le sulfate de quinine reste, pour ainsi dire, sans
effet. Il en est tout autrement du *salicylate de soude*,
administré comme le pratique M. Collard. Chaque fois,
la température du *soir* descend de 1 à 2 degrés et souvent davantage, ainsi qu'on peut s'en convaincre par nos
tracés thermométriques qui diffèrent totalement du
tracé classique de la dothiénentérie. Le *maximum* est
noté le *matin*, quand l'influence du salicylate se dissipe,
le *minimum*, le *soir*, quand elle se fait sentir. De cette
façon, le malade bénéficie le matin de la rémission naturelle de la fièvre, et le soir de la rémission artificielle
provoquée par le médicament. Soulagé pendant les
heures qui sont les plus pénibles et les plus débilitantes
pour lui, il passe la journée avec une température rela-
tivement basse et il profite naturellement du long répit
qui lui est accordé. Il arrive, en fin de compte, au bout
de sa maladie dans un état de forces très satisfaisant,
incontestablement meilleur que s'il n'avait pas été sou-
mis à cette médication.

La méthode choisie par M. Collard consiste à donner
le salicylate de soude, à *doses accumulées*, vers le milieu de la journée. Après divers tâtonnements, il s'est ar-
rêté à la dose de 4 à 6 grammes, pour un adulte, donnée
en deux fois, à une heure d'intervalle au plus, entre midi
et 2 heures, dans une potion de 120 grammes. Le soir
même, avons-nous dit, la température est fortement

abaissée. Quand la fièvre est intense, la température remonte déjà le lendemain matin, sans atteindre cependant le niveau de la veille. Il faut alors recourir de nouveau au salicylate de soude vers une heure.

Quand la fièvre est modérée, au contraire, la température descend encore de quelques lignes le lendemain matin, ou, tout au moins, elle reste tellement voisine de la normale que l'on peut diminuer la dose de l'antipyrétique, voire même le supprimer pendant un jour entier. C'est ce que nous avons fait un grand nombre de fois, *par expérience*, pour nous assurer que la chute thermométrique était exclusivement due au traitement. Souvent nous avons vu l'effet du salicylate de soude se prolonger pendant environ 36 heures ; mais presque toujours la fièvre remontait le soir à son degré primitif quand nous n'avions pas donné la potion vers midi. Si ces jours-là la fièvre redevenait trop intense (39° à 40° vers 6 heures), nous rendions immédiatement la potion. Nous pensons, et c'est la règle que nous suivons maintenant, qu'il vaut mieux diminuer seulement la dose du médicament que le supprimer complètement.

Nous n'insisterons pas davantage ; les observations qui vont suivre indiquent suffisamment le « modus faciendi ». Nous tenions, avant de les exposer, à fixer l'attention sur les points principaux de la médication, afin de faire mieux saisir ce qu'elles ont de démonstratif.

Nous ferons cependant remarquer que nous n'avons traité que des fièvres typhoïdes parfaitement caractérisées, et que le salicylate de soude n'a été donné que dans les cas où l'hyperthermie était persistante. Les cas *légers*, et ceux où la fièvre était rémittente ont été, à dessein, éliminés de nos expériences.

Enfin, nous avons suspendu quelquefois le traitement pour faire la contre-épreuve ; et, à maintes reprises, nous avons donné la quinine pour comparer les effets produits sur le même sujet par les deux médicaments.

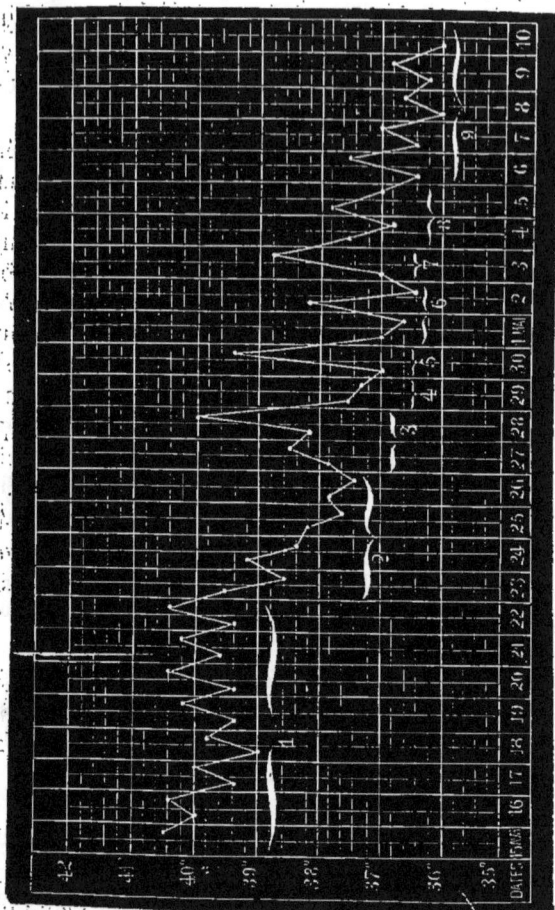

Fig. 1. — Traitement par le sulfate de quinine (1 1/2 à 2 gr.) — 2. 4 gr. de salicylate de soude e midi à 2 heures — 3 Pas de salicylate, sauf le 28 (5 gr.) à 7 heures du soir. — 4. 4 gr. de salicylate de midi à 2 heures. — 5. Le salicylate est donné seulement le soir de 6 à 8 heures. — 6. 4 gr. de salicylate de midi à 2 heures. — 7. Pas de salicylate. — 8. 4 gr. de salicylate de soude de midi à 2 heures. — 9. Suppression du traitement par le salicylate (1).

(1) Le 24 avril il faut lire, au lieu de 37°,2 le matin, 37°,4. — Le 7, au lieu de 37°,8 le matin, il faut lire 37°9.

OBSERVATION I. (*Fig. 1.*)—La première malade traitée par le salicylate était une jeune fille de 19 ans, entrée à l'hôpital le 15 avril 1883, salle IV, n° 7, présentant les signes et les symptômes d'une fièvre typhoïde au début. *T.* 40°,5.

Les 16, 17, 18, 19, 20, 21 et 22 avril, nous donnons le sulfate de quinine à dose massive (1 1/2 à 2 gr.) et la température oscille entre 39° le matin et 40°,4 le soir ; la maladie s'aggravait : la langue devenait sèche, la stupeur s'accentuait et il y avait du délire. Bref, c'était la marche ascendante habituelle.

Le 23 avril, à la visite du matin, la température étant de 39°,5, nous prescrivons 4 gr. de salicylate de soude, dans une potion de 120 gr. à faire prendre entre midi et 2 heures ; le soir, la température tombait à 38°,6 et l'état général était notablement amélioré ; la nuit a été excellente, pas de délire, sommeil (*Fig.* 1).

	Matin.		Soir.
24 avril. T.	39°,1	4 gr. salicylate de midi à 2 heures.	T. 38°,4
25 —	38°,2	—	37°,6
26 —	37°,8	—	37°,4
27 —	37°,9	Pas de salicylate.	38°,5
28 —	38°,2	—	**40°,0**

En présence de ce chiffre de 40°, nous donnons, vers 7 heures, 5 gr. de salicylate de soude.

	Matin.		Soir.
29 avril. T.	37°,5	4 gr. salicylate vers 1 heure.	T. 37°,3
30 —	37°,0	Pas de salicylate.	39°,4

Le soir, de 6 à 8 heures, on donne 5 gr. de salicylate de soude.

	Matin.		Soir.
1er mai. T.	37°,0	4 gr. salicylate de midi à 2 heures.	T. 36°,6
2 —	38°,2	4 gr. salicylate à midi.	36°,4
3 —	37°,0	Pas de salicylate.	38°,8
4 —	37°,5	4 gr. salicylate.	36°,8
5 —	37°,8	—	37°,0
6 —	36°,4	Plus de salicylate.	37°,5

Le salicylate est définitivement abandonné et les jours suivants la température reste normale. La malade est guérie ; elle se lève, marche dans la salle sans la moindre gêne. L'*amaigrissement est très peu prononcé*. Le traitement dié-

tétique a consisté, comme d'habitude, en bouillon, lait, limo-
nade vineuse, et œufs dans les derniers jours.

OBSERVATION II. (*Fig.* 2). — Un jeune homme de 18 ans, Fritz

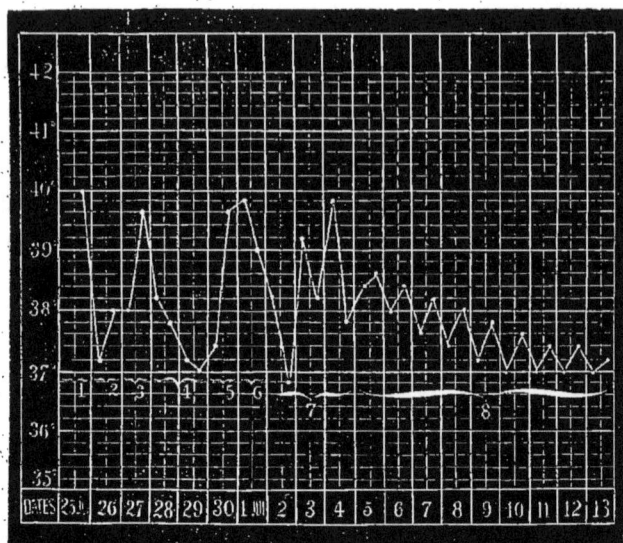

Fig. 2. — 1. Le soir, 6 gr. de salicylate de soude. — 2. Pas de salicylate.
— 3. 6 gr. de salicylate à 5 h. du soir. — 4. 6 gr. de midi à 2 heures.
— 5. Pas de salicylate. — 6. 6 gr. de salicylate à 2 heures. — 7. 6 gr.
de salicylate de midi à 2 heures. — 8. Pas de salicylate.

B..., entre le 25 juin 1883, dans l'après-midi, salle VI, n° 12. Il
est malade depuis une huitaine de jours. Langue sèche, peau ar-
dente, taches rosées, stupeur prononcée, inconscience, délire,
soubresauts de tendons, selles nombreuses. En un mot, tous
les symptômes d'un typhus ataxo-adynamique.

La température, prise à 6 heures du soir, est de 40°. M.
Collard prescrit immédiatement 6 gr. de *salicylate de soude*.

Le 26 juin, à 7 heures du matin, le thermomètre ne marque
plus que 37°,2. Nous avons obtenu une chute de près de 3 degrés. L'état général est sensiblement meilleur ; le malade
est redevenu conscient. Nous décidons d'attendre avant de
rendre la potion. Le soir, la température est de 38°, même état
que le matin.

Le 27, T. 38°, même état, pas de salicylate ; soir, T. **39°,6**. Le malade se retrouve dans la même situation que le jour de son entrée. L'abaissement artificiel de la température s'est maintenu 36 heures, mais le soir du second jour, la fièvre a repris à peu près son degré primitif avec son cortège de symptômes. A 6 heures du soir, nous recourons au salicylate (6 gr.) qui nous avait donné de si bons résultats.

	Matin.		Soir.
28 juin.	T. 38°,2	6 gr. salicylate à midi.	37°,8
29 —	37°,2	—	37,°0

30 juin. En présence de cette chute considérable et persistante, nous supprimons de nouveau la potion salicylée ; le soir, à 6 heures, le thermomètre nous indiquait déjà 39°,6.

	Matin.		Soir.
1er juill.	T. 39°,8	Salicylate vers 2 heures.	T. 39°,0

1er *juillet*. T. 39°,8. Salicylate vers 2 heures. Soir, T. 39°0. L'effet antithermique est beaucoup moins marqué que les jours précédents ; mais il s'est fait sentir jusqu'au lendemain matin.

	Matin.		Soir.
2 juill.	T. 38°,2	6 gr. salicylate de midi à 1 h.	T. 36°,8
3 —	39°,2	—	38°,2
4 —	39°,8	—	37°,8
5 —	38°,4	Pas de salicylate.	38°,6
6 —	38°,0	—	38°,4

Le 5, la médication fut définitivement supprimée. La température (*fig.* 2) descendit régulièrement pour devenir normale vers le 12 juillet ; et, malgré l'intensité de l'empoisonnement typhique, la convalescence fut très rapide.

OBSERVATION III. — Catherine F..., entre dans la journée du 15 septembre 1883, salle IV, n° 6, avec tous les signes d'une fièvre typhoïde au début. La température du soir est de 40°,5 ; le lendemain matin, nous notons une rémission d'un demi-degré seulement. Nul doute que l'hyperthermie eût continué avec une intensité au moins égale pendant plus d'une semaine.

Le 16 septembre, de midi à 2 heures, nous prescrivons 6 gr. de salicylate de soude, que nous renouvelons pendant 6 jours consécutifs. Dès le 17, premier jour de la médication, la température *vespérale* tombe à 37°,6; celle du matin est les jours suivants de quelques dixièmes de degré supérieure à celle du soir, mais *le maximum s'arrête* à 38°,6.

Le 22 juillet, au matin, le thermomètre marque 37°,6, tandis que la veille, au soir, il marquait 38°. En présence de cette chute matinale nous suspendons la médication et le soir déjà la température est de 39°2. Nous reprenons le traitement le lendemain 23 juillet et après deux jours, nous maintenons la température au-dessous de 38°.

Tout traitement cesse le 28 juillet et la convalescence s'établit franchement.

Voilà donc un typhus qui débute par 40° et 40°,5 et qui, dans la suite, n'atteint plus 39° que le seul jour où nous avons interrompu la médication.

Voir ci-joint le tableau complet de la température :

	Matin.		Soir.
15 sept.	T. 00°,0	Pas de traitement.	T. 40°,5
16 —	40°,0	6 gr. salicylate.	39°,4
17 —	38°,7	—	37°,6
18 —	38°,5	—	38°,4
19 —	38°,4	—	37°,8
20 —	38°,2	—	37°,6
21 —	38°,4	—	37°,9
22 —	37°,6	Pas de salicylate.	39°,2
23 —	38°,2	6 gr. salicylate.	38°,4
24 —	38°,0	—	37°,4
25 —	37°,2	—	37°,2
26 —	37°,4	—	37°,6
27 —	37°,2	Plus de salicylate.	37°,6
28 —	37°,3	—	37°,4
29 —	37°,2	—	37°,5

OBSERVATION IV. — Gertrude L..., servante, entre le 27 juillet, salle IV, lit 6.

Voici son tableau thermométrique :

	Matin.		Soir.
27 juill.	T. 00°,0	Pas de traitement.	T. 40°,1
28 —	39°,6	—	40°,2
29 —	39°,4	—	40°,2
30 —	39°,4	6 gr. salicylate de midi à 2 heures.	38°,4
1er août.	T. 39°,0	—	38°,6
2 —	39°,2	—	38°,2
3 —	38°,6	—	37°,8
4 —	38°,0	—	37°,0
5 —	37°,5	Pas de salicylate.	39°,2
6 —	38°,2		39°,4

	Matin.		Soir.
7 —	38°,4	6 gr. salicylate de midi à 2 heures.	38°,0
8 —	38°,6	—	37°,4
9 —	38°,4	—	37°,2
10 —	39°,0	—	37°,0
11 —	38°,5	—	37°,0
12 —	38°,4	—	36°,8
13 —	38°,0	—	36°,8
14 —	37°,2	Plus de salicylate.	37,°8
15 —	37°,0	—	37°,6
16 —	37°,0	—	37°,5

Remarquez encore que pendant trois jours la température oscille entre 40°,2 le soir, et 39°,4 le matin. Nous donnons le salicylate et le thermomètre ne remonte à 39° que les deux jours où nous avons interrompu le traitement.

Nous bornerons là nos commentaires.

OBSERVATION V. — Charles-Louis Duch..., 17 ans, tailleur, couché salle VI, lit 17, est entré dons notre service le 28 octobre après-midi, avec les signes d'un typhus grave encore au début. Voici quelle fut chez ce malade la marche de la température.

	Matin.		Soir.
2 octob.	T. 00°,0	Pas de traitement.	T. 40°,0
3 —	39°,3	—	39°,8
4 —	39°,2	—	40°,5
5 —	39°,8	—	40°,7
6 —	39°,5	6 gr. salicylate de 1 à 2 heures.	38°,2
7 —	37°,6	—	38°,0
8 —	38°,5	—	37°,5
9 —	38°,4	Pas de salicylate.	40°,0
10 —	38°,6	6 gr. salicylate de midi à 1 heure.	37°,5
11 —	38°,2	—	36°,6
12 —	37°,4	Plus de salicylate.	38°,4
13 —	37°,2	—	38°,6
14 —	36°,8	—	38°,8
15 —	36°,6	—	38°,5
16 —	37°,3	—	38°,4
17 —	37°,0	—	38°,2
18 —	36°7	—	37°,5

guérison.

Nous avons respecté la fièvre les quatre premiers jours. Le thermomètre monta progressivement au chiffre de 40°,7, mais il descendit aussitôt que nous avons combattu la fièvre pour remonter plus vite encore quand nous lui avons cédé le terrain.

Si nous avions à soigner semblable malade, maintenant que nous ne cherchons plus à prouver l'efficacité de notre traitement nous administrerions tous les jours le salicylate de soude et nous sommes convaincu que la température n'atteindrait pas les degrés excessifs que nous avons notés.

OBSERVATION VI. — Marguerite Gr..., entre le 24 août 1883, salle IV, n° 12.

	Matin.		Soir.
24 août.	T. 00°,0	Pas de traitement.	T. 40°,4
25 —	40°,0	—	40°,5
26 —	39°,6	6 gr. salicylate de midi à 1 heure.	38°,8
27 —	38°,2	—	36°,5
28 —	37°,6	Pas de salicylate.	39°,2
29 —	38°,9	6 gr. salicylate.	37°,5
30 —	38°,6	6 gr. salicylate, potion vomie en partie.	37°,8
31 —	38°,2	—	38°,5
1er sept.	37°,6	6 gr. salicylate vomis en partie.	38°,0
2 —	38°,4	—	38°,0
3 —	38°,5	Pas de salicylate.	39°,0
4 —	39°,2	6 gr. salicylate, vomis en totalité.	39°,7
5 —	38°,4	Salicylate supprimé.	39°,2
6 —	38°,0	—	39°,4
7 —	38°,4	—	39°,0
8 —	38°,3	—	38°,7
9 —	37°,5	—	38°,8

La fièvre abandonnée à elle-même depuis le 5, suit sa marche habituelle et la guérison s'opère sans complication.

Notons dans ce cas-ci la chute du thermomètre à 36°,5, le soir du 27 août après deux jours de traitement. La suspension d'un jour nous ramène dès le lendemain, 28 août à 39°2 le soir. A partir de cette date, la malade ne supporte plus la potion qui est vomie d'abord en partie, puis en totalité. Nous voyons l'effet antithermique se manifester proportionnellement à la dose absorbée et quand nous cessons l'administration du salicylate la température reprend son type ordinaire à maximum vespéral. Cette malade a présenté une intolérance pour le salicylate de soude que nous n'avons jamais rencontrée à ce point. Nous n'avions pas encore employé les lavements salicylés qui nous ont réussi dans d'autres cas.

OBSERVATION VIII. — Charles R..., né à Yserbahn (Prusse),

24 ans, houilleur, entre le 21 mars 1884, salle VI, n° 6, **en pleine fièvre typhoïde.**

	Matin.		Soir.
22 mars.	T. 38°,6	Pas de traitement.	T. 40°,2
23 —	38°,3	6 gr. salicylate de midi à 1 heure.	37°,6
24 —	38°,6	6 gr. salicylate, vomis en partie.	38°,3
25 —	38°,6	6 gr. de midi à 1 h., potion vomie. A 2 h. 6 gr. en lavements.	37°,6
26 —	37°,8	6 gr. en potion tolérés.	36°,7
27 —	38°,4	—	38°,8
28 —	37°,7	Salicylate supprimé.	39°,0
29 —	37°,5	—	38°,2
30 —	37°,4	—	38°,0

Convalescence franche.

Ici le médicament a été vomi deux fois mais toléré dans la suite. Administré en lavement le 25, il a produit l'effet que nous cherchions.

OBSERVATION VIII. — Il s'agit d'un jeune homme de 18 ans, étudiant, admis le 29 février 1884, dans une chambre particulière (n° IV).

La fièvre fort élevée à l'entrée du malade, résista deux jours au salicylate avant de descendre au-dessous de 39°, pour tomber cependant dans la suite à 37°,6. Nous l'avons vue encore remonter en douze heures à son maximum, quand nous avons voulu interrompre la médication, puis après cinq autres jours de traitement se maintenir sans intervention vers 37°.

Au bout de quelques jours d'athermie complète, nous notons un soir 39°,5 sans que rien nous explique cette poussée. Le lendemain, le thermomètre descend au matin ; mais il remonte encore le soir et pendant une semaine il oscille entre 39°,5 et 36°,5. En présence de rémissions matinales, supérieures parfois à 2 degrés, croyant que ces exacerbations, sans cause appréciable, ne se renouvelleront pas, nous restons inactifs. Cependant après 8 jours, le thermomètre marquait encore 39°,6. Alors nous revenons au salicylate et nous en donnons d'abord 6 gr., puis 4 gr. les deux jours suivants. Dès la première dose, la température ne dépassa plus 37°,5 et la fièvre céda définitivement. L'examen du tracé thermométrique montre nettement les résultats de la thérapeutique et les effets de l'expectation.

	Matin.		Soir.
26 févr.	T. 00°,0	Pas de traitement.	T. 39°,8
1er mars.	39°,4	—	40°,0
2 —	39°,6	6 gr. salicylate à midi.	39°,2
3 —	39°,8	6 gr., vomis en partie.	39°,5
4 —	39°,2	6 gr., bien supportés.	38°,4
5 —	39°,0		38°,0
6 —	39°,4	—	37°,6
7 —	38°,5	Pas de salicylate.	40°,0
8 —	39°,2	6 gr. de salicylate à midi.	38°,3
9 —	38°,2		37°,6
10 —	38°,0	—	36°,6
11 —	38°,6	—	36°,0
12 —	38°,2	4 gr. salicylate.	37°,6
13 —	37°,0	Salicylate supprimé.	38°,0
14 —	37°,9	—	37°,4
15 —	36°,3	—	37°,2
16 —	36°,2	—	37°,6
17 —	36°,4	—	37°,5
18 —	37°,0	—	38°,9
19 —	37°,3	—	38°,4
20 —	37°,4	—	39°,4
21 —	38°,2	—	39°,4
22 —	38°,4	—	39°,2
23 —	36°,8	—	38°,9
24 —	36°,4	—	39°,0
25 —	36°,5	—	39°,6
26 —	37°,4	6 gr. salicylate.	37°,2
27 —	35°,9	4 gr. salicylate.	37°,2
28 —	36°,8	—	36°,6
29 —	36°,2	Plus de salicylate.	37°,2
30 —	36°,0	—	37°,1
31 —	35°,9	—	37°,2
1er avril.	36°,0	—	37°,0

A partir de ce jour la fièvre ne réapparut plus et la guérison s'acheva sans entrave.

OBSERVATION IX. — G..., Anna, salle IV, lit n° 2, née à Francfort-sur-le-Mein, bonne d'enfant, entre le 27 mai 1884, arrivée à la fin de la première semaine d'une fièvre typhoïde.

C'est une jeune fille lymphatique, sans antécédent morbide, qui a l'air fort peu impressionnée par la maladie. A voir son facies reposé, sa respiration calme, on ne supposerait pas qu'elle a une température de 40° et qu'elle est typhisée. En présence de cette résistance organique, nous laissons marcher la fièvre qui, au bout de peu de jours, subit des rémissions matinales de plus d'un degré ; le maximum vespéral approche chaque jour 40°.

A partir du 3 juin, la malade accuse un frisson peu intense tous les soirs. Il n'y a pas chez elle d'antécédents paludiques, mais néanmoins nous lui donnons du sulfate de quinine à des doses variant de 50 cent. à 1 gr. 50 par jour, prises en une heure. Le 4 juin nous avions 40,1 le soir, et malgré la quinine, le 7, nous notions 40°. Le 15, au soir, 39°,9, la diarrhée reprend violemment, la température du matin reste au-dessus de 38°. La quinine est suspendue et reprise par moments, mais malgré tout, le 22 juin, vingt-sept jours après son entrée nous avions encore 39°,6.

Le 23, nous décidons de donner 3 gr. de salicylate de soude vers 1 heure, pour juger de son effet sur cette fièvre si tenace et de si longue durée. Le soir nous n'avons plus que 37°,5 ! Quatre jours de suite nous prescrivons 2 gr. du même médicament, et la température ne dépasse plus une seule fois 37°,5 le soir, alors même que nous avions supprimé l'antipyrétique.

Nous avons rapproché à dessein cette observation et la précédente. Souvent on observe des poussées fébriles quotidiennes pendant la convalescence. Il est intéressant de retenir que dans deux cas observés par nous, le salicylate de soude les a enrayées brusquement. Sans plus de commentaire, nous allons transcrire le tableau thermométrique.

	Matin.		Soir.
27 mai.	T. 40°,0	Pas de traitement.	T. 39°,8
28 —	39°,4	—	39°,7
29 —	39°,0	—	39°,5
30 —	38°,4	—	40°,2
31 —	38°,8	—	40°,4
1er juin.	38°,4	—	39°,8
2 —	38°,2	—	39°,5
3 —	37°,8	—	39°,8
4 —	38°,6	—	40°,1
5 —	38°,5	Sulfate de quinine, 1 gr. 50 centigr.	39°,8
6 —	38°,0	—	39°,6
7 —	38°,2	Sulfate de quinine, 1 gr.	40°,0
8 —	38°,5	—	39°,5
9 —	37°,7	—	39°,2
10 —	37°,4	Sulfate de quinine, 50 centigr.	39°,0
11 —	37°,5	—	39°,1
12 —	37°,2	—	39°,0
13 —	37°,1	—	38°,6
14 —	37°,0	Pas de traitement.	39°,0
15 —	37°,5	Sulfate de quinine, 1 gr.	39°,8
16 —	38°,1	—	39°,2

	Matin.		Soir.
17 —	38°,2	Sulfate de quinine, 1 gr,	38°,8
18 —	38°,2	—	39°,1
19 —	38°,3	Pas de traitement.	38°,9
20 —	37°,6	—	39°,2
21 —	37°,8	Sulfate de quinine, 1 gr.	39°,5
22 —	38°,2	—	39°,6
23 —	38°,2	Salicylate de soude, 3 gr., à midi.	37°,5
24 —	37°,6	Salicylate de soude, 2 gr.	37°,4
25 —	37°,6	—	37°,2
26 —	37°,4	—	37°,5
27 —	37°,5	—	37°,2
28 —	37°,2	Plus de traitement.	37°,5
29 —	37°,1	—	37°,2
30 —	36°,6	—	36°,6

Guérison rapide.

OBSERVATION X. — Henri C..., 20 ans, chapelier, entré le 25 août, salle VI, lit n° 18, se dit malade depuis cinq jours. Courbature, céphalalgie, épistaxis nombreuses, constipation, taches rosées rares et petites, prostration, délire la nuit. Le 26, lavement au sulfate de magnésie. La température du soir, le jour de son entrée à l'hôpital, est de 40°,4; le lendemain matin 40°. Nous donnons 6 gr. de salicylate entre midi et 2 heures. La seconde moitié de la potion est vomie et à 6 heures la température est déjà remontée à 40°,4. Nous rendons immédiatement 3 gr. A minuit, T. 39°,5, à 6 heures du matin 39°,8. — Le salicylate est continué les jours suivants; il n'est plus vomi; aussi voyons-nous, le 31, le thermomètre à 37°,2, alors que le malade n'a pris la veille à midi que 4 gr.

Ce jour-là nous supprimons le salicylate. Le soir la température monte à 38° et le lendemain à 39°. Selles hémorrhagiques le 1er septembre. Le soir 39°,5 malgré le salicylate. Cependant, à partir de ce moment, nous ne notons plus qu'une seule fois 39° le soir. Dans la journée, le malade avait été fatigué par de nombreuses visites de parents et d'amis.

Marche du thermomètre (fig. 3) :

	Matin.		Soir.
25 août.	T. 00°,0	Pas de traitement.	T. 40°,4
26 —	40°,0 à midi	6 gr. salicyl. en partie vomis.	à 6 heures 40°,4
		3 gr. à 6 h. du soir.	à minuit 39°,5
27 —	39°,8	6 gr. salicylate, à midi.	38°,6
28 —	39°,0	—	38°,3
29 —	38°,6	—	38°,2
30 —	38°,0	—	37°,6

	Matin.		Soir.
31 —	37°,2	Pas de salicylate.	38°,0
1er sept.	39°,0	6 gr. salicylate.	39°,5
2 —	38°,2	—	37°,6
3 —	38°,0	4 gr. salicylate.	38°,0

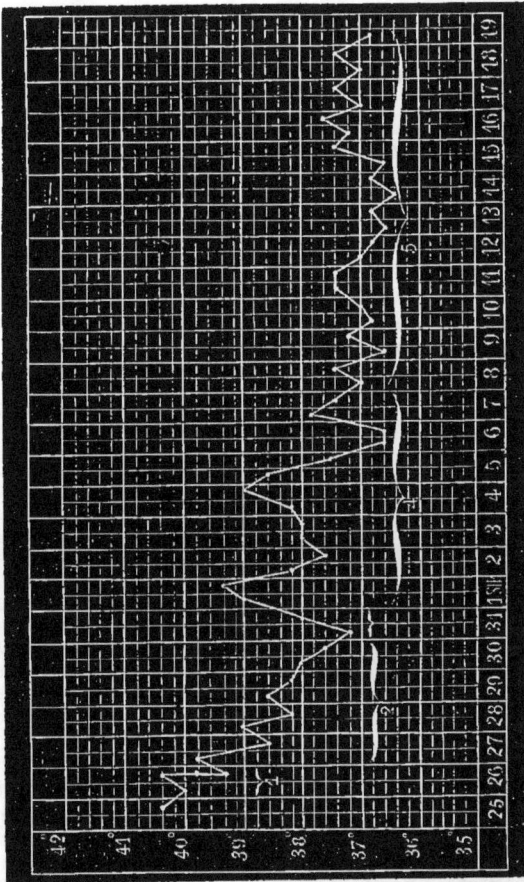

d *Fig.* 3.— 1. 6 gr. de salicylate de soude de midi à 2 heures (en partie omis) ; — 3 gr. à 6 heures du soir. — 2. 6 gr. de salicylate à midi. — v Pas de salicylate. — 4. 4 gr. de salicylate de soude. — 5. Suppression 3·u salicylate.

	Matin.		Soir.
4 —	38°,2	4 gr. salicylate.	39°,0
5 —	38°,6	—	37°,5
6 —	36°,6	—	36°,6
7 —	37°,8	—	37°,4
8 —	37°,0	Salicylate supprimé.	37°,5
9 —	36°,6		37°,3

Les jours suivants la température reste normale ; le malade nous quitte le 20 septembre.

OBSERVATION XI. — Joséphine L..., entre le 27 août 1883, salle IV, n° 6. Elle est malade depuis huit jours. Elle présente les signes d'une fièvre typhoïde en pleine évolution, et, de plus, une hépatisation de la base du poumon droit où l'on entend un souffle à l'expiration. Il n'est rien fait contre la pneumonie. M. Collard la considérant comme dépendant de l'infection générale, c'est celle-ci seule qu'il importait, à son avis, de combattre. Le traitement salicylé fut institué le surlendemain de l'entrée de la malade à l'hôpital. En voici les résultats :

	Matin.		Soir.
27 août.	T. 00°,0	Pas de traitement.	T. 39°,2
28 —	39°,4	—	40°,4
29 —	39°,4	6 gr. salicylate, vers 1 heure.	36°,8
30 —	36°,4	Pas de salicylate.	37°,8
31 —	38°,3	—	40°.0
1er sept.	39°,4	6 gr. salicylate.	37°,7
2 —	37°,8	—	37°,8
3 —	37°,8	Plus de salicylate.	37°,9
4 —	38°,0	—	38°,5
5 —	38°,4	—	38°,7
6 —	37°,5	—	38°,0
7 —	37°,5	—	37°,9
8 —	37°,2	—	37°,6

Guérison.

OBSERVATION XII. — La nommée Marie R..., 19 ans, servante, nous est amenée le 16 juin 1883 dans la matinée. Elle est couchée salle IV, lit 4. — Depuis quelques jours elle est courbaturée, sans appétit et sans sommeil. On lui a prescrit en ville un purgatif salin et un pédiluve, composé de sel de cuisine et de moutarde, qui a produit une large cloche sur les deux pieds. Affaissement général, peau chaude et sèche, gargouillement dans la fosse ilio-cœcale, pas de taches, ni de râles de bronchité, selles typhiques. La température qui était le 16 de 39°,4, s'élève peu à peu et atteint le 17 au soir 40°4 pour descendre seulement de quatre dixièmes le lendemain matin. A ce moment commença le traitement par le salicylate de soude qui fut continué presque sans interruption jusqu'au 4 juillet. La fièvre se montra exceptionnellement tenace chez cette malade. Malgré cela, la température fut maintenue inférieure à celle du matin qui dépassa encore à deux reprises, le 26 juin et le 1er juillet, le chiffre de 40°. Nul doute que sans médication antipyrétique, le thermomètre n'eût atteint 41°, si ce n'est plus, et qu'il ne fût resté constamment au-dessus de 40°

Il est vrai que la brûlure des extrémités inférieures était beaucoup plus profonde qu'elle ne paraissait au premier abord. La simple vésication des premiers jours devint du sphacèle, et, plus tard, après l'élimination de l'escharre, les tendons du cou-de-pied, les orteils et une grande étendue de la face plantaire furent mis à nu. Il faut évidemment tenir compte de ce facteur comme cause de fièvre. A partir du 4 juillet, le salicylate de soude ne fut plus prescrit et la fièvre reprit son type habituel à maximum vespéral. Pendant un mois, nous avons noté plusieurs exacerbations fébriles ; mais elles étaient alors dues surtout, sinon exclusivement, aux deux larges plaques gangréneuses.

Les phénomènes typhiques cessèrent vers la fin de la seconde semaine de juillet. La réparation des escharres ne fut complète qu'à la fin d'août.

Ci-joint le tableau thermométrique :

	Matin,		Soir.
16 juin.	T. 39°,3	Pas de traitement	T. 40°,0
17 —	39°,5	—	40°,4
18 —	40°,3	6 gr. salicylate de soude donnés de midi à 1 heure.	39°,0
19 —	39°,3	—	39°,9
20 —	39°,1	—	38°,6
21 —	39°,0	—	38°,3
22 —	39°,5 .	—	38°,6
23 —	39°,5	—	39°,5
24 —	39°,2	—	39°,6
25 —	39°,8	—	39°,4
26 —	40°,4	—	39°,2
27 —	39°,8	—	39°,6
28 —	39°,9	—	39°,4
29 —	39°,6	—	39°,7
30 —	40°,0	—	39°,6
1er juillet.	40°,4	—	39°,2
2 —	38°,8	—	38°,6

	Matin.		Soir.
3 —	39°,2	6 gr. salicylate de soude de midi à 1 h.	38°,7
4 —	39°,2	Plus de salicylate.	39°,4
5 —	38°,4	—	38°,6
6 —	38°,5	—	38°,7
7 —	39°,2	—	39°,4
8 —	37°,9	—	39°,2
9 —	37°,8	—	39°,4
10 —	38°,5	—	39°,5
11 —	37°,6	—	38°,5
12 —	37°,4	—	38°,7
13 —	38°,0	—	38°,4
14 —	38°,2	—	38°,6
15 —	37°,8	—	38°,6
16 —	37°,8	—	39°,2
17 —	38°,0	—	40°,2
18 —	38°,8	—	38°,6
19 —	38°,4	—	39°,0
20 —	38°,5	—	38°,6
21 —	38°,2	—	38°,2
22 —	38°,1	—	39°,0
23 —	38°,9	—	40°,0
24 —	39°,4	—	39°,6
25 —	39°,0	—	39°,4
26 —	39°,0	—	39°,2
27 —	39°,1	—	38°,4
28 —	38°,4	—	38°,8
29 —	37°,2	—	38°,3
30 —	37°,2	—	38°,5
31 —	37°,6	—	38°,4
1er août.	37°,4	—	38°,2
2 —	36°,6	—	37°,4
3 —	36°,8	—	37°,4
4 —	37°,2	—	37°,2

Nous ne multiplierons pas inutilement les exemples de cas heureux, choisis pour les besoins de la cause. Ils sont à peu près tous identiques aux premiers types que nous avons décrits. Disons seulement que nous possédons actuellement 64 observations complètes, non compris les typhoïdes encore en cours de traitement.

Pour la variété du sujet, nous avons rapporté quelques observations qui présentaient des particularités sur lesquelles nous avons attiré l'attention en passant; pour la sincérité de notre thèse, nous allons faire l'histoire des

malades qui ont succombé : Ce ne sont pas les moins
instructives pour juger la méthode et en démontrer la
valeur.

OBSERVATION XIII. — Florentine B..., 19 ans, servante, nous
est apportée le 22 mai 1884, à la soirée, et est couchée salle IV,
lit n° 8. Elle est dans le second septenaire de la fièvre typhoïde ;
prostration et stupeur très marquées, lividité des pommettes,
langue et lèvres fuligineuses, céphalalgie intense, gargouillement dans les fosses iliaques, douleurs abdominales vives à la
pression, taches, diarrhée abondante, râles de bronchite dans
toute la poitrine. Le 22, au soir, T. 40° ; le 23, au matin, 39°,9.
Nous prescrivons 6 gr. de salicylate, 300 gr. de vin de grenache et des ventouses sèches ; le soir, T. 39°. Le 24, elle remonte à 40° ; même état, même traitement, à part les ventouses,
frictions alcoolisées et enveloppement humide du ventre. La
malade a déliré toute la nuit. Dans la soirée du 24, la fièvre
tombe à 38°,8. Mais malgré cela la nuit est mauvaise, et, lors
de notre première visite, la prostration est fort inquiétante, la
conscience se perd, les selles sont involontaires, le pouls petit,
très accéléré, il y a des contractions musculaires choréiformes.
Vin-potion de Jaccoud, frictions excitantes répétées. Ces soins
sont insuffisants à prévenir le collapsus final : la mort arrive
le 26 vers midi. Cette jeune fille était déjà anéantie par la maladie quand nous l'avons reçue. Elle n'avait du reste été en-
voyée à l'hôpital qu'à cause de son état excessivement grave.
Nous ne savons pas à quel traitement elle avait été soumise
antérieurement.

OBSERVATION XIV. — Marie R..., 22 ans, ouvrière de fabri-
que, est amenée le 10 septembre 1883, salle IV, n° 5. Pas de
renseignement sur son état antérieur. Elle présente les signes
d'un typhus adynamique confirmé. Taches et bronchite. Le
10, au soir, T. 39° ; le 11, au matin 38°, le soir 40°,2. Elle a
pris dans la journée la potion de Jaccoud et 250 gr. de vin de
grenache. Le 12, 39°,8 le matin, 40°,2 le soir. Plusieurs selles
sanglantes dans la journée.

	Matin.		Soir.
13 sept.	T. 40°,0	6 gr. salicylate de midi à 1 heure.	T. 36°,0
14 —	38°,0	Pas de salicylate.	40°,0
15 —	38°,8	—	39°,9
16 —	39°,8	—	

La mort survient dans le courant de la matinée. Nous avons donné surtout du vin et la potion de Jaccoud ; une seule fois le salicylate : l'état du pouls nous semblait une contre-indication.

OBSERVATION XV. — Guillemine F..., 12 ans, était en traitement pour une teigne, salle XIII, lit 8. Elle gagne la fièvre typhoïde dans la salle et reste plusieurs jours sans se plaindre.

Le 12 novembre 1883, elle avait 40°,1 le soir. A partir du 13 nous donnons le salicylate de soude; mais il est vomi pendant 2 jours, et la température oscille entre 40° et 39°,8. Le 15, la potion est tolérée, et le thermomètre descend le soir à 38°,8.

Des phénomènes cérébraux intenses se déclarent : agitation des membres, délire, cris incessants. — Glace sur la tête.

Le salicylate est continué et la température descend graduellement à 38°, 37°.5, 37°,2.

La mort survient le 18 au milieu de symptômes méningitiques.

OBSERVATION XVI. — Ferdinand H..., 30 ans, commis en vins, habitant Cologne, nous est amené de l'hôtel où il était alité depuis 2 jours. Il occupe la chambre particulière n° 8. Pour tout renseignement on nous dit qu'il souffre depuis 2 jours, qu'il a été fort agité et qu'on lui a donné 2 poudres de calomel.

Nous trouvons le malade en proie à une grande agitation. Il ne nous répond d'abord pas. Cependant, pressé de questions, il a un moment de lucidité et il essaye d'écrire « qui êtes vous? ». Il nous dit ensuite, d'une façon peu intelligible et par bouts de phrase, qu'on a voulu l'empoisonner à l'hôtel, que l'hotellière lui veut du mal, puis il se met à divaguer et à gesticuler. T. 39°,5. M. Collard diagnostique une fièvre typhoïde au début, pas de tache, ni de bronchite, ni de gargouillement; rien d'appréciable à la rate.

Diète, tranquillité, glace en permanence sur la tête. Le soir la température monte à 40°,1 ; la nuit est fort agitée.

Le lendemain, nous trouvons notre malade toujours gesticulant et déraisonnant; il a du tremblement de la langue et des membres. T. 39°,2. Nous prescrivons 6 gr. de salicylate de soude, de la glace sur la tête, et des lotions froides répétées. Soir T. 38°,4, le lendemain même état.

Le délire a diminué d'intensité pendant le jour; mais il reste extrêmement violent la nuit. Le 1er août, dans l'après-midi, le thermomètre monte subitement à 40°,8 et vers 7 heures le malade succombe.

Cet homme, avons-nous appris plus tard, avait eu auparavant plusieurs atteintes de « congestion cérébrale ».

RÉFLEXIONS. — Si nous récapitulons le nombre de fois où le salicylate de soude a été administré contre les exacerbations vespérales de la fièvre typhoïde, chez nos 64 malades, nous en comptons plus de 500. Il a été *vomi* une trentaine de fois environ et, chez un seul sujet, l'intolérance nous a obligé à renoncer au traitement. Chez quelques malades nous l'avons administré par la *voie rectale*, et l'effet s'est montré presque aussi marqué.

Nous en concluons que l'action antithermique du salicylate de soude à doses accumulées est, pour ainsi dire, *constante*.

Les faits que nous avons rapportés donnent la mesure de son *efficacité*.

La *tolérance* est aussi démontrée par eux. Si quelques estomacs se révoltent, qu'y a-t-il d'étonnant ? Il n'est pas de médicament actif qui ne soit parfois rejeté...

Le salicylate de soude a, d'ailleurs, cet avantage d'être facilement soluble, d'être stable, et d'avoir une saveur peu prononcée, en sorte que l'on a à sa disposition toute la série des sirops aromatiques pour varier le goût de la potion et éviter la répugnance.

Nous nous en sommes généralement tenu à la formule suivante :

```
    R. Eau distillée . . . . . . . .  75 grammes.
       Salicylate de soude . . . . .   6    —
       Eau-de-vie . . . . . . . . .   15    —
       Sirop de framboises . . . . .  20    —
    ou Extrait de réglisse . . . . .  15    —
M. S. à prendre en deux fois entre midi et 2 heures.
```

Quand les vomissements se produisaient, nous donnions, une heure après, une nouvelle dose de 3 grammes. Il était de règle que la potion fût bien supportée le lendemain.

Dans le cas contraire, nous donnions, vers une heure, un lavement contenant 6 grammes de salicylate et quelques gouttes de laudanum. Vu la solubilité du sel, on peut prescrire un lavement court, sans addition d'acide comme cela est nécessaire pour dissoudre le sulfate de quinine. Le liquide est donc peu irritant, partant bien gardé.

Quels sont maintenant, pour les malades, les bénéfices de ce traitement ? Notre but, avons-nous déclaré en commençant, est d'enrayer la marche ascendante de la température, et de soustraire le malade à l'influence désastreuse de l'excès de fièvre qui l'accable pendant la seconde moitié de la journée.

Ce résultat nous est garanti par la puissance et la constance de l'effet antithermique (1) du salicylate de soude. Il suffit de jeter un coup d'œil sur nos tracés déjà nombreux pour constater, répétons-le une dernière fois, qu'après chaque prise de salicylate, la température du soir descend notablement au-dessous de celle du matin, et que celle-ci, d'autre part, reste le plus souvent inférieure à celle de la veille, et, en tous cas, inférieure à ce qu'elle eût été si nous n'étions pas intervenus. N'avons-nous pas vu, en effet, la température qui, avant d'avoir institué la médication, restait à 40° et 40°,5, descendre bien au-dessous de 39° (jusqu'à 35°,6) et ne plus atteindre ce chiffre dans le cours de l'affection que les seuls jours où nous avions supprimé le salicylate ? Inutile d'insister : ce sont des faits souvent observés par nous et chacun peut les vérifier comme l'ont fait plusieurs de nos confrères de la ville et des environs. Pour

---

(1) Nous ne croyons pas que ce soit ici le lieu de discuter si cette action antithermique peut être attribuée aux effets antifermentescibles et antiputrides du salicylate de soude ; c'est là une question discutée. Certains auteurs, comme MM. Nothnagel et Rossbach, admettent que l'acide salicylique possède des propriétés antifermentescibles et antiputrides, mais refusent les mêmes propriétés au salicylate de soude (*Note de la Réd.*).

un peu, nous prétendrions être maître de la température
et la régler à notre guise, puisque c'est aux heures où
elle est la plus élevée, partant la plus résistante aux
agents thérapeutiques, que nous la forçons à descendre!

Il serait superflu d'insister sur les dangers et les
désordres causés par l'élévation de la température. Eh
bien! ce sont ces dangers que nous évitons, ces désordres que nous prévenons ou (soyons moins témé-
raire) que nous atténuons. Pour être plus explicite, nous
dirons que nos malades étaient *grandement soulagés* par
ce traitement. *Avec la chute de la température, nous
notions celle du pouls* (qui lui était parallèle bien que
nous ne l'ayons pas signalée dans nos observations pour
être plus concis), *l'amendement des symptômes généraux, une sensation de bien-être accusée par le malade; comme phénomène critique, des sueurs, parfois abondantes, pas de frisson; enfin, au terme de
la maladie, un amaigrissement et une perte de forces
beaucoup moins considérable, d'où une convalescence plus rapide* (1).

D'autres praticiens, notamment M. Henri Desplats (2)
qui a expérimenté le salicylate de bismuth sur 20 typhisés, concluent que, dans plus de la moitié des cas,
le salicylate a une action abortive sur la fièvre typhoïde.
Dans cet ordre d'idées, nous avons été frappé de la
courte durée des fièvres que nous avons traitées par le
salicylate de soude, et nous avons été heureux de ren-

---

(1) Nous ne saurions donc partager l'opinion émise par le tra-
ducteur du *Traité de thérapeutique* de Nothnagel et Rossbach,
p. 445. « Incontestablement, dit-il, ce médicament fait baisser la
température dans la fièvre typhoïde; mais cet abaissement n'est
que très passager ; il ne s'accompagne pas d'une amélioration cor-
respondante des autres symptômes; on l'a vu, au contraire, être
suivi d'un délire persistant ; en somme, la marche et la terminai-
son de la maladie n'en paraissent nullement influencées.»

(2) *Bulletin de thérapeutique*, 30 juin 1883. *Application du
salicylate de bismuth au traitement de la fièvre typhoïde*, par
H. Desplats.

contrer le même avis. Cependant nous serons moins affirmatif sur ce point que sur les autres. D'abord il est toujours difficile d'établir qu'une maladie aurait eu une plus longue durée sans l'effet du traitement ; mais, la raison majeure qui nous fait hésiter devant une semblable déclaration, c'est le milieu où nous avons fait nos expériences.

Le diagnostic de la dothiénentérie est difficile à poser dans les premiers jours ; fût-il même établi sans conteste, pour le médecin, les symptômes initiaux sont d'ordinaire peu alarmants et d'apparence peu grave pour décider sur-le-champ l'entourage du malade à envoyer celui-ci à l'hôpital. Il en résulte que, généralement, les typhisés nous arrivent au moins après 8 jours de maladie, et parfois alors dans le plus triste état. (Presque toujours nous trouvons l'éruption à leur entrée.)

Cependant, ceux que nous avons traités au début, et ceux que nous avons vus en ville, nous ont paru arriver plus tôt au terme de leur affection. Nous n'avons, du reste, expérimenté le traitement que sur des sujets *grièvement* atteints et après plusieurs jours d'observation.

Reste un point sur lequel nous devons quelques explications : l'*inocuité* du salicylate administré à dose massive. On a fortement accusé de méfaits l'acide salicylique et ses composés. M. Vulpian, entre autres, le croit capable de provoquer des *hémorrhagies*. M. H. Desplats affirme n'en avoir pas rencontré plus que de règle dans le nombre de ses malades. Nous affirmons le même fait ; et, ajouterons-nous, malgré la constatation d'hémorrhagies (intestinale, nasale ou auriculaire), nous avons maintes fois institué et continué le traitement sans avoir vu, pour cela, la perte de sang se répéter ou s'aggraver. Nous la combattions, selon la règle, par la glace, le perchlorure de fer et l'ergotine « intus et extra ». *A priori*, on peut dire que de tout temps on a observé des hémorrhagies dans le typhus, et que, si une ulcération intestinale entame un vaisseau, on n'est pas en droit d'en accuser le traitement.

On a dit aussi que le salicylate provoque de la *dyspnée* et du *délire* (1). Nous n'avons en tous cas jamais été obligé d'en cesser l'administration pour de semblables accidents *imputables* au traitement, et souvent dans le cours du rhumatisme articulaire aigu nous avons donné des doses bien supérieures à 6 grammes par jour.

Ce que nous avons constaté le plus souvent, ce sont d'abondantes *transpirations*, qui gênaient peu ou pas du tout le malade, et parfois, mais rarement, de la *dé-pression des forces* et du *pouls*. Ce sont là des effets qui n'ont rien d'extraordinaire ni rien d'inquiétant dans une certaine mesure ; ils prouvent tout au plus que le salicylate de soude donné contre la fièvre ne dispense pas de l'observation générale du malade, et que cette médication, pour active qu'elle est, demande, comme toute autre, un peu de surveillance et de sagesse dans son emploi. Quelque fortes qu'aient été les transpirations et la dépression, elles ont toujours été largement com-pensées par le bien-être qu'accusait le malade pendant toute la durée de l'hypothermie relative.

Nous ne prétendons pas toutefois sauver tous nos malades. J'ai rapporté plus haut quatre observations de décès. A part une malade, où le manque de soins au début de l'affection pourrait peut-être être mis en cause, tous ont succombé à des phénomènes méningitiques (2). La forme cérébrale, à marche rapide, pour ainsi dire fou-droyante, est celle qui s'est montrée constamment re-belle au traitement salicylé. Cependant l'administration du salicylate de soude nous a paru, même dans ces cas,

---

(1) On sait, en effet, que l'acide salicylique produit de l'hyperé-mie cérébrale chez l'homme sain (Buss) et la plupart des auteurs croient que les préparations salicylées sont contre-indiquées en cas d'accidents cérébraux. L'état des reins peut encore être une contre-indication au traitement. (*Note de la Réd.*).

(2) Voir note 3, p. 27.

produire un amendement des symptômes ; quant au délire si commun dans la fièvre typhoïde, nous l'avons vu presque toujours *disparaître* avec l'excès de température.

Sur les 64 typhoïdes, *de gravité au moins moyenne*, nous avons eu quatre décès ; voilà les faits.

Nous sommes convaincu qu'au traitement adopté par notre chef de service, M. Collard, revient une part du succès, et nous engageons vivement nos confrères à suivre sa pratique (1).

---

(1) Nous rappellerons que déjà quelques auteurs avaient préconisé le salicylate à dose massive comme fébrifuge. Nous citerons, entre autres, le passage suivant du *Traité de thérapeutique* de MM. Nothnagel et Rossbach : « L'acide salicylique, disent-ils, doit être administré, comme antipyrétique, de la même manière qu'on administre la quinine, c'est-à-dire qu'on doit en donner en une fois une dose élevée, et choisir, pour la faire prendre, le moment où la température a une tendance naturelle à tomber, par conséquent, le soir à une heure tardive ; car les effets se produisent plus rapidement qu'avec la quinine ; on prescrira 2 à 5 gr. d'acide, 4 à 8 gr. de salicylate de soude à prendre en deux doses, d'un quart d'heure à une demi-heure d'intervalle » (*Traité de thérapeutique*, trad. française, par M. Alquier, 1880, p. 445).

Paris. — Imp. V. Goupy et Jourdan, rue de Rennes, 71.

www.ingramcontent.com/pod-product-compliance
Lightning Source LLC
Chambersburg PA
CBHW060523210326
41520CB00015B/4280